KAYA VEDA®

Ihre Ayurveda-Experten

IMPRESSUM

Balvinder Sidhu
Welcome Wunderjahre
In 4 Schritten voller Energie, Freude und natürlicher Schönheit durch die
Wechseljahre
1. Auflage 2021

Kaya Veda Ayurvedische Spezialkosmetik GmbH
Frölichstr. 8, D-86150 Augsburg
Im Netz: www.kaya-veda.de
Per E-Mail: beratung@kaya-veda.de
In den sozialen Netzwerken:www.pinterest.de/kayaveda,
www.instagram.com/kayaveda/, www.facebook.com/kayaveda.ayurvedainstitut,
Youtube-Channel: Kaya Veda, TikTok: Kaya Veda

Gestaltung Umschlag: Königliche Gestaltung, Isabel König, Augsburg
Lektorat und Buchgestaltung: Manuela Hoffmann, Tamara Biocanin

Bildnachweis Cover: © stock.adobe.com – Victor Tongdee

Wichtiger Hinweis:
Die Autorin hat bei der Erstellung des Buches Informationen und Ratschläge mit
Sorgfalt recherchiert und geprüft, dennoch erfolgen alle Angaben ohne Gewähr.
Die Autorin kann keinerlei Haftung für etwaige Schäden oder Nachteile
übernehmen, die sich aus der praktischen Umsetzung der in diesem Buch
dargestellten Inhalte ergeben. Bitte respektieren Sie die Grenzen der
Selbstbehandlung und suchen Sie bei Erkrankungen einen erfahrenen Arzt oder
Heilpraktiker auf.

WELCOME WUNDERJAHRE

In 4 Schritten voller Energie, Freude und natürlicher Schönheit durch die Wechseljahre

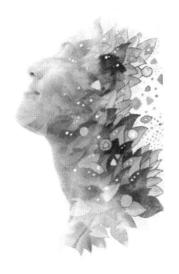

Ayurveda-Expertin
Balvinder Sidhu

INHALT

DAS WICHTIGSTE VORAB:
WECHSELJAHRE SIND KEINE KRANKHEIT

Gehörst du auch zu den Frauen, denen der Gedanke an die Wechseljahre Unbehagen bereitet? Steckst du vielleicht schon mittendrin und leidest unter den oft als typisch bezeichneten Symptomen wie Hitzewallungen, Haarausfall, Schlafproblemen, Stimmungs- oder Gewichtsschwankungen? Sei dir gewiss: Damit bist du nicht allein! Viele Frauen blicken mit einem mulmigen Gefühl in Richtung Klimakterium. Und deshalb ist dieses Buch entstanden, denn ich möchte dir zeigen, dass und wie du glücklich und beschwerdefrei durch diese Zeit gehen kannst.

Zwei Wahrheiten über die Wechseljahre, die du wissen solltest:

- ✓ **JA,** die Wechseljahre bedeuten eine gewisse Zäsur. Dieser **natürliche Prozess** wirkt sich auf deinen Körper, deinen Geist und deine Seele aus! Alles, was du darüber wissen solltest, erfährst du in diesem Ratgeber.
- ✓ **NEIN,** die Wechseljahre gehen nicht zwangsläufig mit Beschwerden einher. Sie sind **KEINE KRANKHEIT!**

Ich habe in meinen über drei Jahrzehnten als Ayurveda-Therapeutin das ganze Spektrum erlebt: Frauen, die den Wechsel kaum bemerkt haben. Andere, die massiv unter der hormonellen Umstellung gelitten haben. Und schließlich jene, die diese besondere Zeit als Neuanfang für sich nutzen konnten und sich in ihrer Haut wohler als jemals zuvor in ihrem Leben fühlten. Was ist ihr Geheimnis? Ich möchte es für dich lüften.

In diesem Ratgeber erfährst du, wie du in 4 Schritten die Wechseljahre nach deinen Wünschen gestalten und deine natürliche Schönheit und Energie bewahren kannst.

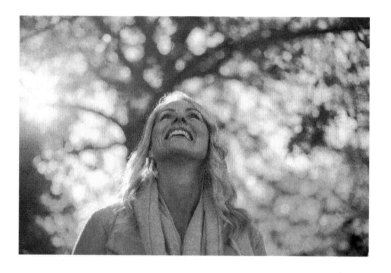

Glücklich und entspannt durch die Wechseljahre mit dem Ayurveda-Weg
Foto: WavebreakMediaMicro – AdobeStock.com

Deine 4 Schritte für eine zweite Lebenshälfte voller Energie, Freude und natürlicher Schönheit:

SCHRITT 1: Ernährung, Bewegung, Entspannung –
Nutze die Power der Lebensenergien (Doshas) für dich

SCHRITT 2: Neuanfang statt Krise – Gestalte den
Wandel und dein Selbstbild nach deinen Wünschen

SCHRITT 3: Befreie dich von Altlasten und entfalte
deine volle Weiblichkeit

SCHRITT 4: Ayurveda als Jungbrunnen – ayurvedische
Anti Aging-Tipps

Was ich in über drei Jahrzehnten Ayurveda-Praxis über die Wechseljahre gelernt habe und wie du davon profitieren kannst

Die ersten 12 Jahre meines Lebens habe ich in Indien verbracht. Wusstest du, dass in dem Herkunftsland von Ayurveda und Yoga die Wechseljahre keinerlei Rolle spielen? Natürlich werden auch in Indien die Menschen älter. Auch hier lassen Frauen zu einem gewissen Zeitpunkt das gebärfähige Alter hinter sich und treten in eine neue Lebensphase ein. Allerdings existieren hier keine „typischen" Wechseljahrsbeschwerden wie man sie etwa in Deutschland kennt. Ayurveda, eine der ältesten Gesundheitslehren der Welt, kennt nicht einmal ein eigenes Wort für die Wechseljahre.

Die Zeit um die 50 wird stattdessen als "Periode der Ernte" bezeichnet. Alles, was man die Jahrzehnte zuvor gesät hat, trägt nun Früchte. Zudem ist dieser Lebensabschnitt von der Vata-Lebensenergie dominiert, die ich dir in diesem Ratgeber noch genauer vorstellen werde. Es ist die Zeit geistigen und spirituellen Wachstums.

Ich stamme aus einer Familie von Ärzten und Heilern, die seit Jahrhunderten mit der indischen Heilkunst Ayurveda arbeitet. Auch ich habe diesen Weg als meine Berufung erkannt. Seit über 35 Jahren begleite ich nun Menschen aus ganz Europa, die mit den unterschiedlichsten Beschwerden zu mir kommen. Einer der Schwerpunkte meines Kaya-Veda Instituts in Augsburg sind ayurvedische Lösungen bei Haarausfall. Schon mein Vater hatte es auf diesem Gebiet zu einiger Berühmtheit gebracht. Seine Kräuter und Tinkturen, die Menschen wieder zu voller Haarpracht verhalfen, wurden von unserer indischen Heimatstadt in die ganze Welt verschickt.

Als „Haar-Heilerin" begleite ich oft Frauen in hormonellen Umbruchsphasen wie Pubertät, Schwangerschaft oder eben den sogenannten

Wechseljahren. Frauen zwischen ca. 40 – manche Klientinnen, die sich laut Frauenarzt in den Wechseljahren befinden, sind auch deutlich jünger – und 55 Jahren klagen zudem oft über Schlafprobleme, Stimmungsschwankungen, sexuelle Unlust, Gewichtszunahme und Hitzewallungen. Dünner werdendes, ausfallendes Haar ist oft, aber nicht immer Teil der Symptomatik. All diese Probleme gelten als typisch für die Wechseljahre oder das Klimakterium wie der medizinische Fachbegriff lautet.

Die gängige, auch schulmedizinische Haltung dazu ist: Mit diesen Beschwerden, die durch den Rückgang der weiblichen Sexualhormone Östrogen und Progesteron ausgelöst werden, muss man sich mehr oder weniger abfinden, sie ertragen lernen; alternativ können Betroffene synthetische Hormone einnehmen, mit den entsprechenden Nebenwirkungen.

Ayurveda bietet ganz neue Lösungswege

Meine Erfahrung als Ayurveda-Therapeutin mit Hunderten Klientinnen ist dagegen: Mit dem ganzheitlichen Weg, den Ayurveda vorschlägt, können die Begleitsymptome der hormonellen Umstellung, die etwa in der Lebensmitte stattfindet, langfristig gelöst und auch vorbeugend vermieden werden.

Ein wichtiger Schlüssel dazu ist, dass Ayurveda jeden Mensch, jede Frau als einzigartiges Individuum erkennt und wertschätzt. Körper, Geist und Seele bilden eine untrennbare Einheit und alle drei Ebenen werden in die Therapie miteinbezogen.

Geist und Seele bleiben im gängigen, schulmedizinischen Ansatz bei der Einschätzung der Wechseljahre oft völlig außen vor.

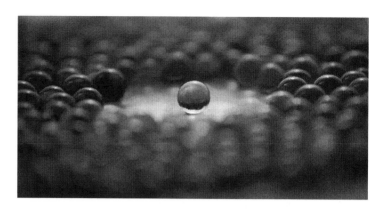

Ayurveda weiß: Jede Frau ist einzigartig!
Foto: SplitShire – Pixabay.com

Durch unsere ganzheitliche ayurvedische Sichtweise zeigen sich manchmal überraschende Zusammenhänge zwischen Symptomen und Ursachen. Meist gibt es tatsächlich nicht den **einen** Grund wie eine Änderung des Hormonspiegels für die Beschwerden, sondern verschiedene Ursachen. Gleichzeitig hängt der Hormonspiegel von sehr viel mehr Faktoren ab als vom Alter. Unser Organismus ist ein Meisterwerk, das oft minutiös auf kleinste Änderungen reagiert. Suche die Ursachen, dann findest du die Lösung. Ayurveda kann dein Weg dorthin sein.

Ich möchte dir an dieser Stelle Mut machen: **Du kannst aus deinen Wechseljahren eine gute, wenn nicht die beste Zeit deines Lebens machen! Die 4 Schritte, die ich dir dazu vorstelle, machen Spaß und du kannst sie mit Leichtigkeit in deinen Alltag integrieren.**

Übrigens bin ich selbst mit 53 Jahren auch in dem magischen Alter. Bisher habe ich keinerlei typische Beschwerden – im Gegenteil, ich fühle mich rundum wohl in meiner Haut. Natürlich werde auch ich älter; ich brauche zum Lesen eine Brille, hier und da kommen neue Falten dazu, manches wird etwas beschwerlicher. Anderes wird aber auch deutlich leichter. Ich bin heute zum Beispiel sehr viel klarer und durchsetzungsfähiger als vor einigen Jahren. Ich fühle mich auch immer noch jung und gehe mit der Einstellung in die zweite Lebenshälfte: The best has yet to come.

Goodbye Wechseljahre, das Beste kommt noch – ich begleite dich in 4 Schritten zu einer neuen Lebensphase voller Energie, Freude und natürlicher Schönheit!

Was du über die Wechseljahre wissen solltest

Ich kenne viele Frauen um die 40, 50, 60 Jahre und älter, die geistig und seelisch unglaublich flexibel, weltoffen, neugierig und in diesem Sinne jünger sind als manch 20-Jährige. Allerdings gibt es eine andere Dimension von Jugend, die mit zunehmenden Alter schwindet. Ich nenne sie einmal die biologische Dimension. Diese ist stark vom Zusammenspiel der Hormone geprägt.

Seit dem ersten großen Wechsel im Leben einer Frau – der Pubertät – findet in unserem Organismus ein etwa vierwöchiger Zyklus statt. Ein Ei reift an unseren Eierstöcken heran. Wird es befruchtet, werden wir schwanger. Andernfalls wird es mit der Regelblutung zusammen mit der aufgebauten Gebärmutterschleimhaut wieder ausgeschieden. Der Zyklus wird im Wesentlichen von den weiblichen Geschlechtshormonen Progesteron und Östrogen gesteuert. Ab etwa Anfang 30 nimmt die Anzahl der Eizellen kontinuierlich ab, bis sie irgendwann – durchschnittlich mit Mitte 40 bis Anfang 50 - vollkommen aufgebraucht sind. Die Eierstöcke stellen dann die Östrogenproduktion ein. Wenn wir 12 Monate keine Regelblutung mehr hatten, sind wir in der sogenannten Menopause. Eine Frau kann dann auf natürlichem Weg nicht mehr schwanger werden. Für viele Frauen ist das ein tiefer psychologischer Einschnitt. Damit einher können (müssen aber nicht!) verschiedene Beschwerden gehen wie Fett- und Wassereinlagerungen, Kopfschmerzen, Hitzewallungen, Haarausfall, trockene Schleimhäute oder Verlust der Hautelastizität.

Die Phasen der hormonellen Umstellung

Der Menopause geht ein langwieriger Prozess voran, den die Schulmedizin in verschiedene Phasen gliedert. Meistens um das 40. Lebensjahr herum, bei manchen Frauen aber auch deutlich früher oder später, beginnt der hormonelle Umbruch. Vergiss nicht, jede Frau ist einzigartig! Die Phasen der Wechseljahre, die ich dir jetzt beschreiben möchte, verschwimmen oft oder werden vielleicht von dir ganz anders erlebt. Unser Organismus ist ein Wunderwerk. Das sollten wir uns immer wieder ins Bewusstsein rufen.

Mit der sinkenden Anzahl der Eizellen beginnt der Körper in der **Prämenopause** weniger der weiblichen Hormone Progesteron und Östrogen zu produzieren. Der Zyklus wird nun oft unregelmäßig.

In der **Perimenopause** schreitet der Prozess voran, es reifen immer weniger Eifollikel heran. Die Eierstöcke produzieren nun weniger Progesteron, die zweite Zyklushälfte ist dadurch oft verkürzt. Gleichzeitig versucht die Hirnanhangsdrüse durch die Produktion von Hormonen, die Follikel-Reifung wieder anzuregen. Es kommt in dieser Phase oft zu einem Östrogen-Überschuss. Verschiedene Beschwerden wie Stimmungsschwankungen bis hin zu Depressionen sieht die Schulmedizin in Zusammenhang mit der Abnahme des Hormons Progesteron. Diese Phase dauert oft bis zu 7 Jahre.

Schließlich fährt der Organismus auch die Östrogen-Produktion immer mehr herunter. Es reifen irgendwann gar keine Follikel an den Eierstöcken mehr heran und es findet kein Eisprung mehr statt. Wenn Du seit 12 Monaten gar keine Periodenblutung mehr hattest, ist die **Menopause** eingetreten. Die Hitzewallungen, unter denen einige Frauen leiden, sind aus schulmedizinscher Sicht auf den Versuch des Körpers zurückzuführen, den

Hormonspiegel wieder hochzufahren. Auch Osteoporose, Gelenkschmerzen, Schlafstörungen, Herz-Kreislauf-Probleme und trockene Schleimhäute können mit dem Rückgang des Östrogens einhergehen.

In der darauffolgenden **Postmenopause** stellt sich der Hormonhaushalt weiter um und pendelt sich langsam auf ein neues Gleichgewicht ein. Auch dieser Vorgang kann einige Jahre dauern. Östrogenrezeptoren gibt es im ganzen Körper. Deshalb wird eine Reihe von Beschwerden, die in dieser Lebensphase auftreten können, mit dem nun dauerhaft niedrigen Spiegel der weiblichen Hormone Östrogen und Progesteron in Verbindung gebracht.

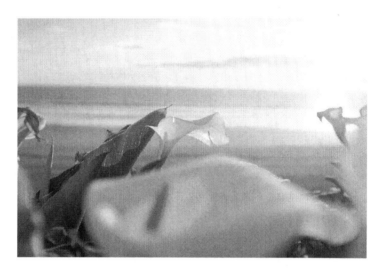

Dein Organismus ist ein Wunder. Schätze ihn!
Foto: Joseph Bishop – AdobeStock.com

Du bist kein Opfer der Hormone! Vieles hast du selbst in der Hand!

Wichtig für dich zu wissen: Nach der Menopause produziert dein Körper im Körperfett und anderen Körperregionen sehr wohl noch Östrogen – allerdings deutlich weniger als zuvor. Dies hat übrigens auch einen sehr positiven Effekt: Dein Brustkrebsrisiko wird damit erheblich gesenkt.

Eine unbestreitbare Tatsache ist, dass du nach der hormonellen Umstellung nicht mehr auf natürlichem Weg schwanger werden kannst. Alles andere aber hast du weitestgehend selbst in der Hand.

Aus ayurvedischer Sicht verursacht nämlich weniger das hormonelle Kuddelmuddel, sondern verschiedene andere Faktoren wie ein Ungleichgewicht deines Energie-Haushalts und die fehlende Reinigung durch die Regelblutung die typischen Beschwerden in den Wechseljahren. Diese Haltung vertritt übrigens auch die Traditionelle Chinesische Medizin und lehnt daher genauso wie Ayurveda Hormonersatztherapien ab.

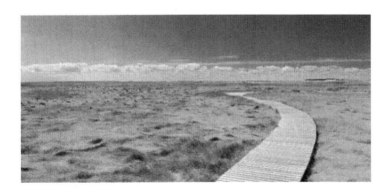

Alles, was du auf deinem Ayurveda-Weg brauchst, ist bereits da. Starte jetzt!
Foto: free-photos – Pixabay.com

Über deine Lebensweise, Ernährung, Bewegung, die richtige innere Ausrichtung und regelmäßige Entschlackung auf allen Ebenen kannst du deinen Hormonhaushalt auch ohne Ersatzhormone sehr gut beeinflussen. Zudem kannst du deinen Hormonhaushalt so sanft ausgleichen. Ich konnte in meiner Praxis unzähligen Klientinnen auf diesem Weg zu neuer Lebensfreude und Energie begleiten. Mit diesem Ratgeber möchte ich auch dich ein Stück auf diesem Weg begleiten.

Drei Fragen werden mir von meinen Klientinnen besonders oft gestellt. Vielleicht schwirren sie auch dir im Kopf herum. Ich möchte sie dir daher kurz beantworten:

Kopfweh, schlechte Laune, Gewichtszunahme – alle meine Freundinnen klagen über Beschwerden. Warum sollte es mir anders gehen?

Weil du einzigartig bist. Durch das ayurvedische Prinzip der Lebensenergien (Doshas), welches ich dir in diesem Ratgeber kurz vorstelle, wird diese Einzigartigkeit wunderbar deutlich. Veränderungen jeglicher Art, alles, was du körperlich, seelisch und geistig zu dir nimmst, verwertest du anders als jeder andere Mensch. Dieses Wissen ist ein Geschenk. Denn dadurch kannst du schon mit kleinen Änderungen deiner Lebensweise, die deine Doshas unterstützen, große Effekte erzielen. Ebenfalls wichtig: Wenn all deine Freundinnen dich vor den Wechseljahren warnen und klagen, erwartest du wahrscheinlich, dass es dir genauso geht. Was du erwartest, wird geschehen. Versuche dich daher innerlich anders auszurichten und die Wechseljahre anders zu bewerten und halte dich von allzu negativen Gedanken fern!

Ich habe schon alles Mögliche versucht – nichts hilft gegen meine Wechseljahrsbeschwerden. Sollte ich mich nicht damit abfinden?

Das sogenannte Gelassenheits-Gebet beginnt mit den Worten „Gott gebe mir die Gelassenheit, Dinge anzunehmen, die ich nicht ändern kann, den Mut, Dinge zu ändern, die ich ändern kann, und die Weisheit, das eine vom anderen zu unterscheiden." Du kannst Gott mit Buddha oder jeder anderen Gottheit austauschen oder auch einfach dich selbst um diese wichtige Gabe bitten. Ja, du wirst älter. Es ist wichtig, dies anzunehmen und mit bestimmten Dingen – z.B. ich kann nicht mehr schwanger werden – seinen Frieden zu machen. Auch die Auseinandersetzung mit der Endlichkeit unseres Lebens ist sehr sinnvoll und kann dein Leben sehr bereichern. Das **WIE** dieses Prozesses hast du aber selbst in der Hand. Beschwerden in den Wechseljahren sind keineswegs ein Muss. In asiatischen Ländern leiden Frauen, vermutlich bedingt durch die vegetarische und sojareiche Ernährung, gar nicht unter diesen Symptomen und auch hierzulande geht es etwa einem Drittel der Frauen so. Inzwischen gibt es übrigens auch einige schulmedizinische Studien, die Beschwerden als Folge der Hormonumstellung stark in Frage stellen.

Sind die Wechseljahre automatisch mit einem Altersschub verbunden

Nein, aus ayurvedischer Sicht können wir mit der unsere Konstitution optimal unterstützenden Lebensweise bis ins hohe Alter unsere Vitalität und natürliche Schönheit bewahren – trotz oder auch gerade wegen einiger Falten und grauer Haare. Wir sind zwar als Teil der Natur einem Alterungsprozess unterworfen, können diesen aber selbst gestalten. Immer, wenn ich in Indien bin, fällt mir auf, dass die Menschen dort sehr viel weniger unter den typischen Alterserscheinungen wie Arthritis, hohem Blutzucker oder Osteoporose leiden.

Genauso wie die Traditionelle Chinesische Medizin sieht auch Ayurveda weniger die Hormone als vielmehr die Energie als Schlüssel für Jugend und Schönheit. Und diese können wir auf allen Ebenen beeinflussen. Fangen wir mit dem ersten Schritt an

SCHRITT 1: NUTZE DIE POWER DER LEBENSENERGIEN (DOSHAS) FÜR DICH

Viele meiner Klientinnen haben eine lange Leidensgeschichte hinter sich, wenn sie zu mir in die Praxis kommen. Einige wie die 45-jährige Frau K. haben eine Hormonersatz-Therapie ausprobiert und sie dann wegen starker Nebenwirkungen abgebrochen. Frau K. litt unter trockenen Schleimhäuten, sexueller Unlust, starken Stimmungsschwankungen und völliger Antriebslosigkeit. Sie war verzweifelt, fürchtete ihre Ehe würde den Bach runtergehen und fühlte sich im Alltag völlig überfordert. „So kenn ich mich gar nicht", meinte sie. Eigentlich sei sie immer sehr lebendig gewesen, den Kopf voller verrückter Ideen.

Im Gespräch ist es mir immer sehr wichtig, zu erfahren, wie der Mensch sich gefühlt hat, bevor die Probleme anfingen. Wie war der ursprüngliche Zustand und mit welchen Gaben ist diese Person auf die Welt gekommen. Wie war er/sie als Kind, als Heranwachsender? Wie fühlt sich Glück, positive Energie für ihn/sie an? Wie sind seine/ihre Lebensgewohnheiten? Damit kann ich mir schon ein erstes Bild machen, welcher Dosha-Typ sie / er ist.

Das Tridosha-System

Das Tridosha-System besagt, dass der Mensch als Teil der Natur wie diese aus Äther (Raum), Luft, Feuer, Wasser und Erde besteht. Diese Elemente entsprechen in unserem Organismus den drei Lebensenergien oder Doshas Vata (Äther und Luft), Pitta (Feuer und Wasser) und Kapha (Wasser und Erde). Jede Lebensenergie hat im Organismus eine andere Aufgabe. Vata reguliert Aktivität, Atmung und das Nervensystem. Pitta regelt Stoffwechsel und Verdauung. Kapha gibt Form und Stabilität, ist verantwortlich für die Körperstrukturen.

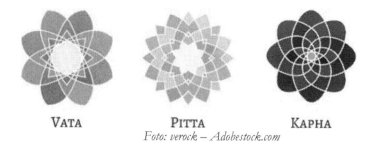

VATA   PITTA   KAPHA

Foto: verock – Adobestock.com

Jeder Mensch kommt mit einer individuellen Verteilung der Doshas auf die Welt. Sie prägt sein Aussehen, seine geistigen und seelischen Fähigkeiten, die Vorlieben für bestimmte Speisen und viele weitere Eigenschaften, die wir oft unter dem Begriff „Persönlichkeit" zusammenfassen. Das Tridosha-System bietet eine wertvolle Orientierung, wenn du herausfinden willst, was dir wirklich guttut, deinen Organismus unterstützt und nährt. Der folgende Test gibt dir eine erste Orientierung über deinen Dosha-Typ. Wenn du es genau wissen willst, solltest du eine professionelle Puls-Diagnose bei einem Ayurveda-Therapeuten durchführen lassen.

Auf den folgenden Seiten findest du eine Reihe von Aussagen, die den einzelnen Doshas zugeordnet sind. Kreuze alle auf dich zutreffenden Aussagen an. Versuch dabei nicht deinen momentanen Status Quo zu betrachten, sondern beziehe die letzten sechs Monate mit ein. Am Ende zählst du die Kreuze für jedes Dosha einzeln zusammen. Das Dosha mit den meisten Kreuzen ist höchstwahrscheinlich dasjenige, das bei dir vorherrscht. Es kann durchaus vorkommen, dass du keinem bestimmten Dosha-Typ zugeordnet werden kannst, sondern ein sogenannter Mischtyp aus zwei oder seltener sogar allen drei Doshas bist.

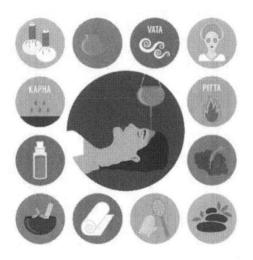

Jeder Dosha-Typ hat individuelle Stärken und Schwächen. Wenn du deinen Dosha-Typ kennst, kannst du deinen Organismus optimal unterstützen. Foto: Ira Yapanda – Adobestock.com

Dein Dosha-Test

Das Vata

1. Ich habe einen leichten, dünnen, flexiblen Körperbau, schmale Schultern

2. Meine Haut ist eher dünn und trocken und neigt zu Fältchen

3. Ich habe dünnes, trockenes Haar

4. Ich bin wenig belastungs- und widerstandsfähig

5. Ich habe oft Infekte, bin generell anfällig

6. Ich habe dauernd kalte Hände und Füße

7. Ich neige dazu, das Essen zu vergessen, nebenher zu essen

8. Wenn ich Mahlzeiten auslasse, fühle ich mich energielos und schlapp

9. Ich neige zu Durchfall und Verstopfung

10. Ich mag Süßigkeiten

11. Ich nehme kaum zu, selbst wenn ich viel esse

12. Ich mag warme Getränke

13. Ich schlafe schlecht, oft unterbrochen von Träumen und zu kurz

14. Ich neige zu Stimmungsschwankungen und bin sprunghaft

15. Ich bin ein emotionaler Mensch

16. Ich habe viele Ideen, setze sie aber selten um

17. ich kann mich oft nicht entscheiden

18. Ich pflege intensive, aber unbeständige Beziehungen

19. Ich bin leidenschaftlich, lebhaft und begeisterungsfähig

20. Ich kann mich gut anpassen, bin sehr flexibel

21. Neues kann ich sehr schnell aufnehmen, vergesse es aber auch schnell

22. Ich fühle mich schnell gestresst und überfordert und ängstlich

23. Ich spreche oft bevor ich denke

24. Ich kommuniziere schnell, gelte als gesprächig

25. Ich komme selten zur Ruhe

26. Ich bewege mich schnell

27. Ich liebe die Wärme, gehe gerne in die Sauna

28. Kalten Wind und kaltes Wasser mag ich gar nicht

Summe Übereinstimmungen VATA: _____

Das Vata-Dosha steht für Bewegung und Fluss.
Foto: Ira Yapanda — Adobestock.com

Das PITTA

1. Ich habe einen mittelschweren, athletischen Körperbau

2. Meine Haut ist warm, empfindlich und neigt zu Rötungen

3. Mein Haare sind eher dünn und seidig, oft (rot)blond, frühzeitig ergraut

4. Ich habe empfindliche, oft gereizte Augen und/oder eine Sehschwäche

5. Ich kann normalerweise gut schlafen und wache entspannt auf

6. Ich habe einen guten Appetit

7. Ohne regelmäßige Mahlzeiten werde ich gereizt

8. Ich habe eine regelmäßige Verdauung

9. Bei Verdauungsproblemen tendiere ich zu Durchfall

10. Ich neige zu Fieber und Entzündungen

11. Ich schwitze schnell und viel

12. Mir ist es schnell zu warm

13. Heißes Wetter und die pralle Sonne tun mir nicht gut

14. Ich mag kalte Speisen und Getränke, Heißes und scharf Gewürztes vertrage ich nicht so gut

15. Ich bin sehr willensstark

16. Ich habe wenige, aber beständige Beziehungen

17. Ich weiß genau, was ich will und setze das auch durch

18. Ich bin sehr ehrgeizig

19. Ich bin ein Perfektionist und setze auch hohe Ansprüche an andere

20. Ich neige zur Selbstkritik und Kritik gegenüber anderen

21. Ich habe einen scharfen Verstand, kann gut analysieren

22. Ich bin ordentlich, genau, kann sehr gut organisieren

23. Ich kann sehr stur und bestimmend sein

24. Ich kann mich gut konzentrieren und habe ein gutes Gedächtnis

25. Ich bin impulsiv und schnell verärgert

26. Ich bin kein geduldiger Mensch

27. Ich brauche und liebe Sport

28. Ich bewege mich athletisch und zielgerichtet

Summe Übereinstimmungen PITTA: _____

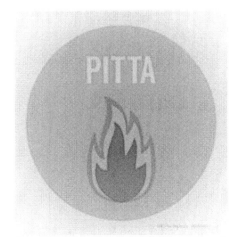

Das Pitta-Dosha steht für das Element „Feuer".
Foto: Ira Yapanda – Adobestock.com

Das KAPHA

1. Ich habe einen eher schweren, kräftigen Körperbau, breite Schultern
2. Meine Haut ist weich, prall und neigt zu einem öligen Film
3. Meine Haare sind dicht, fest und schnell fettig
4. Ich bin kräftig, belastungsfähig, habe eine gute Widerstandskraft
5. Eine Erkältung geht bei mir oft mit Verschleimung der oberen Atemwege einher
6. Ich liebe es zu essen und mag scharf gewürzte Speisen
7. Ich kann auch gut auf eine Mahlzeit verzichten
8. Ich nehme schneller zu als andere
9. Ich neige zum Übergewicht
10. Bei Verdauungsproblemen neige ich zur Verstopfung
11. Ich bevorzuge kalte Getränke
12. Ich brauche viel Schlaf und habe in der Regel keine Schlafstörungen
13. Manchmal schlafe ich zu lange, komme schwer in die Gänge
14. Ich bin ein ruhiger, ausgeglichener, optimistischer Mensch
15. Ich pflege stabile und langfristige Beziehungen
16. Ich nehme neue Inhalte eher langsam auf, habe aber ein ausgezeichnetes Gedächtnis
17. Ich bin sehr ausdauernd und gewissenhaft
18. Ich überlege lange und stehe dann zu meinen Entscheidungen
19. Ich bin ein Gewohnheitsmensch
20. Überraschendes und Neues kann mich aus dem Konzept bringen
21. Ich neige zu Lethargie und einem gewissen Phlegma
22. Ich kann gut mit Stress umgehen
23. Ich reagiere besonnen und überlege, bevor ich spreche
24. Ich spreche langsam und deutlich

25. Ich kann mich gut entspannen

26. Ich bewege mich eher langsam und ruhig

27. Ich kann mich nur schwer zum Sport aufraffen

28. Kaltes, feuchtes Wetter mag ich nicht

Summe Übereinstimmungen KAPHA: _____

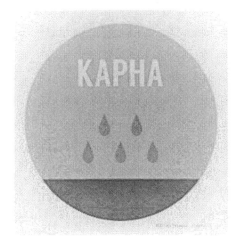

Das Kapha-Dosha steht für das Prinzip „Zusammenhalt und Wachstum".
Foto: Ira Yapanda – Adobestock.com

So gleichst du Dosha-Dominanzen aus

Wie kann dir nun das Wissen um deinen Dosha-Typ helfen, wunderbare Wechseljahre zu verleben? Nun, kurz gesagt wird alles in uns und um uns herum von den Lebensenergien bestimmt, auch die Jahreszeiten und verschiedene Lebensphasen.

Gesundheitliche Probleme wie Wechseljahrsbeschwerden sind im Ayurveda immer ein Hinweis darauf, dass deine Lebensenergien oder Doshas aus dem Gleichgewicht geraten sind. Lebensgewohnheiten, die dir nicht guttun, führen meist in einem schleichenden Prozess zu diesem energetischen Ungleichgewicht.

Tipps, um dein Vata-Dosha auszugleichen

Unsere dritte Lebensperiode, die mit der Menopause beginnt, ist von der Vata-Energie dominiert. Daher sollten alle Menschen in diesem Alter Verhaltensweisen und Nahrungsmittel vermeiden, die zusätzlich die Vata-Energie erhöhen.
Frauen mit Vata-Dosha-Typ neigen grundsätzlich zu trockener Haut, Unruhe, einer gewissen Haltlosigkeit, dünnem Haar, Gelenkbeschwerden und Stimmungstiefs. Diese sehr sensiblen, kreativen, flexiblen und oft spirituellen Frauen sind besonders anfällig für einen Vata-Überschuss in den Wechseljahren, der zu Beschwerden wie Nervosität, Schlafstörungen, Gedankenkreisen, Osteoporose und trockenen Schleimhäuten führen kann.

Bei Frau K. bestätigte sich der Vata-Überschuss, den ich schon im Gespräch vermutet hatte, in der Pulsdiagnose. Mit verschiedenen Methoden wie einer

Entschlackung, einer Ernährungsumstellung und der Unterstützung des Dosha-Systems mit ayurvedischen Kräutern sind ihre Beschwerden vollständig verschwunden.

Wenn auch du unter ähnlichen Symptomen leidest und dein Dosha-Test eine starke Vata-Dominanz ergibt, kannst du mit einigen einfachen Maßnahmen deine Vata-Energie ausgleichen und harmonisieren.

* Vermeide Lärm und Stress; baue bewusst immer wieder Ruhemomente in deinen Alltag ein

* Achte auf regelmäßige Essens- und Schlafenszeiten

* Nehme vorzugsweise gegarte Speisen und warme Getränke zu dir

* Koche viel mit Ghee, einem wahren Verjüngungsmittel (Rezept 71) und nütze die wärmende, energetisierende Kraft ayurvedischer Gewürze wie Zimt, Nelken, Ingwer und Anis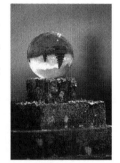

* Vermeide Kaffee, Alkohol, Nikotin

* Gönne dir Ölmassagen, Ölbäder und ganz viel Wärme, Entspannung. Eine Anleitung zur Ölmassage findest du unten.

* Führe regelmäßige Reinigungsrituale für alle Ebenen durch; wie das geht, erfährst du in Schritt 3

* Baue Yoga und Meditation in deinen Alltag ein. Eine besonders wirkungsvolle Übung (Asana) zur Erdung des Vata-Doshas ist die Bergstellung, die ich dir unten vorstelle.

Foto oben: Wirestock – AdobeStock.com

ANLEITUNG: ÖLMASSAGE

Ich empfehle dir für die Ölmassage Mandel-, Sesam-
oder Johanniskrautöl. Dieses massierst du kräftig von
Kopf bis Fuß in deinen Körper ein. Anschließend lässt
du es 20 Minuten einwirken, bevor du es mit
warmem Wasser abduscht. Die Massage ist nicht nur
für deinen Körper eine Wohltat, sondern auch für
Geist und Seele. Sie kurbelt deinen Stoffwechsel und
das gesamte Herz-Kreislautsystem an. Auch dein
Hautbild verjüngt sich.

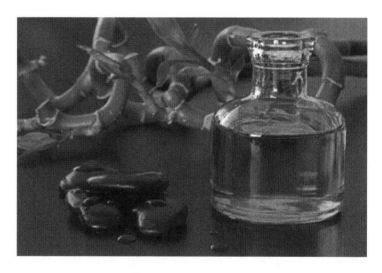

Massagen mit wertvollen Ölen sind ein Genuss für Körper, Geist und Seele

Foto: annapictures – Pixabay.com

ÜBUNG: BERGSTELLUNG

Stelle dich aufrecht hin. Deine Füße stehen etwa
einen Fußbreit auseinander. Deine Beine sind fest,
aber nicht angespannt. Lass deine Arme entspannt
neben dem Körper hängen. Deine Schultern sind
locker.

Achte darauf, dass deine Wirbelsäule gerade ist.
Dein Kopf ist die Verlängerung der Wirbelsäule.

Kippe dein Becken leicht nach vorne und neige das
Kinn sanft zum Brustkorb hin.

Schließe die Augen.

Hebe nun die Zehen an, spreize sie und bringe sie
wieder zu Boden. Stelle dir dabei vor, dass jeder
einzelne Zeh tiefe Wurzeln in die Erde gräbt und sich
dadurch immer tiefer mit der Erde verbindet.

Stelle dir nun an deinem Scheitel vor, dass dich ein
heller Strahl mit dem Kosmos verbindet. Spüre die
Energie, die vom Kosmos in deinen Scheitel sowie
über die Erde in deine Füße und von dort in deinen
ganzen Körper ausströmt.

Führe diese Übung immer dann durch, wenn du das
Gefühl hast, dass du den Boden unter den Füßen
verlierst!

Tipps, um dein Pitta-Dosha auszugleichen

Manche meiner Klientinnen leiden in den Jahren des Wechsels unter Hitzewallungen, starker Reizbarkeit und Hautrötungen. Oft sind es Frauen mit starkem Pitta-Dosha, Diese tatkräftigen, begeisterungsfähigen Macherinnen strotzen nur so vor Energie, was bei einem Überschuss in Aggressivität, Intoleranz, Entzündungen und eben Hitzeschübe umschlagen kann.

* Such dir ein Ventil für deine überschüssige Energie. Optimal ist Bewegung in der Natur

* Extreme solltest du auf allen Ebenen meiden; also keine Extrem-Sportart, nicht sehr heiß oder sehr kalt, scharf, sauer, salzig essen

* Genussgifte möglichst ganz weglassen

* Gurke, Melone, Joghurt und bittere Lebensmittel wie Blattgemüse, Artischocken, Salate helfen bei Hitze-Flashs

* Kurkuma, Kreuzkümmel, Koriander und Kardamom senken Pitta

* Vermeide zu viel Stress

* Trainiere Entspannungstechniken wie Meditation. Probiere z. B. die „Kühlende Atemtechnik", die ich dir unten vorstelle

* Ungemein wohltuend ist bei zu viel Hitze eine Kopfmassage mit einem kühlenden Kokosnussöl

* Yoga und Meditationsübungen wie die kühlende Atmung sind wundervolle Instrumente, um unser Inneres auszugleichen

ÜBUNG: KÜHLENDE ATMUNG

Setze dich im Schneidersitz auf eine Matte, ein
Kissen oder eine Decke. Schließe die Augen.

Strecke nun deine Zunge durch die geschlossenen
Lippen nach vor und rolle die seitlichen
Zungenränder nach oben. Wenn du die Zunge nicht
rollen kannst, drücke einfach die Unterseite der
Zungenspitze gegen die Schneidezähne.

Atme zischend über die Zunge durch den Mund ein.

Stell dir vor, dass du kühlende, entspannende
Energie einatmest, die sich im ganzen Körper
verteilt.

Atme durch die Nase wieder aus.

Wiederhole diese Atemtechnik 15x.

Abschließend lässt du den Atem ein paar Atemzüge
fließen.

Tipps, um dein Kapha-Dosha auszugleichen

Frauen mit dominierendem Kapha-Dosha haben weniger mit Stimmungsschwankungen, Schlaflosigkeit und Unruhe zu kämpfen. Diese meist gut geerdeten, ruhigen und entspannten Persönlichkeiten haben um die Lebensmitte eher Probleme mit Gewichtszunahme, Wassereinlagerungen und Antriebslosigkeit. An dieser Stelle ein wichtiger Hinweis: **Diäten sind aus ayurvedischer Sicht nicht sinnvoll.** Das Bauchfett, das viele Frauen in den Wechseljahren bekommen, hat einen durchaus sinnvollen Grund: Hier bildet unser Organismus Östrogen als Ausgleich für die versiegende Produktion des Hormons in den Eierstöcken. Abfinden musst du dich mit der Gewichtszunahme trotzdem nicht. Wenn du deine Ernährung und deine Lebensgewohnheiten an deinen Dosha-Typ anpasst, wirst du auf ganz sanfte, natürliche Weise dein ideales Wohlfühlgewicht erreichen. Und im Gegensatz zu der radikalen Gewichtsabnahme bei Diäten wirst du es auch halten können.

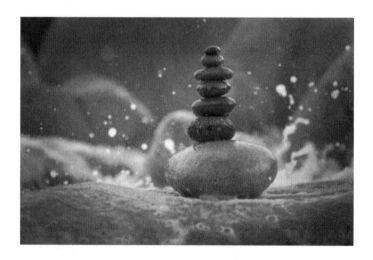

Foto: Quangpraha – Pixabay.com

* Versuche dich möglichst jeden Tag zu bewegen und Sport zu treiben. Dynamische Yogaübungen aktivieren Körper, Geist und Seele. Die perfekte Übung für den Kapha-Typen ist der „Sonnengruß". Yoga-Profis kennen diese Übung sicher. Solltest du bisher mit Yoga noch keine oder wenig Berührung gehabt haben, möchte ich unten dir eine einfachere Übung vorstellen

* Um deinen Geist flexibel zu halten, solltest du immer wieder Neues ausprobieren und für viel geistigen Input sorgen

* Wähle scharfe und leicht verdauliche Speisen

* Scharfe und wärmende Gewürze wie Chili, Ingwer, Kardamom, Koriander, Kurkuma, Pfeffer Senfsamen oder Zimt senken Kapha.

* Vermeide Zwischenmahlzeiten

* Reinige und entschlacke deinen Organismus regelmäßig (siehe Schritt 3)

ÜBUNG: TRIKONASA (DAS DREIECK)

Stelle dich aufrecht hin, die Füße geschlossen
nebeneinander.

Öffnen dann die Beine wie bei einem Dreieck. Spüre
deine Fußsohlen auf der Erde.

Atme nun ein und hebe dabei den gestreckten linken
Arm. Beim Ausatmen beugst du den gestreckten linken
Arm und den Oberkörper nach rechts. Der Arm ist dabei
dicht am Ohr. Die rechte Hand gleitet am Bein entlang
nach unten, soweit es dir angenehm ist. Achte darauf,
dass du deine Schulten nicht zu den Ohren ziehst und
dein Kopf- und Nackenbereich entspannt bleibt.

Atme tief in den Bauch. Nach etwa 30 Sekunden kommst
du langsam aus der Stellung zurück. Spüre kurz nach und
wechsle dann die Seite.

Führe die Übung auf jeder Seite 15x durch.

Das Verdauungsfeuer Agni

Um zu verstehen, wie Ayurveda dich in deinen Wechseljahren unterstützen kann, ist neben den Doshas noch die Bedeutung des **Verdauungsfeuers Agni** sehr wichtig. Agni ist für alle Verwertungs- und Umwandlungsprozesse in deinem Organismus verantwortlich. Alles, was du zu dir nimmst, also nicht nur Lebensmittel, sondern auch geistige und seelische Nahrung gibt dir Vitalität und Kraft, stärkt deine Lebensenergien – oder schwächt dich, wenn du es nicht verwerten kannst. Dann können Schlacken und Schadstoffe sich in deinem Körper ansammeln, die dich schwächen, ermüden und letztlich krank machen. Neben einer zu deinem Dosha-Typ passenden Ernährung und Lebensweise, kannst du auch mit einigen einfachen Änderungen in deinen Lebensgewohnheiten dein Agni stärken.

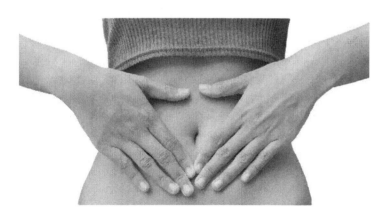

Das Verdauungsfeuer (Agni) – Schlüssel unserer Energie
Foto: Alicia_Harper – Pixaba

40

Tipps, um dein Agni zu entfachen

* Lege Wert auf hochwertige und natürliche Lebensmittel. Gare Gemüse schonend, so dass Vitamine und Mineralstoffe erhalten bleiben und es zugleich besser verdaut und verwertet werden kann.

* Um das Verdauungsfeuer – Agni – zu entfachen, sind in der ayurvedischen Küche Kräuter und Gewürze sehr wichtig. Experimentiere mit Gewürzen. Weiter unten findest du eine Übersicht.

* Koche mit Ghee (Rezept, Seite 71)

* Ideal sind über den Tag verteilt drei Mahlzeiten, wobei die Hauptmahlzeit möglichst mittags sein sollte. Abends empfiehlt Ayurveda warme und leichte Speisen. Ideal sind Gemüsesuppen.

* Nutze die Vielfalt der frischen Lebensmittel und Geschmacksrichtungen, ernähre dich möglichst variantenreich.

* Versuche jede Mahlzeit zu zelebrieren und bewusst zu genießen. Je länger du kaust, desto mehr Verdauungssäfte werden produziert und du kannst das Essen besser verwerten.

* Achte darauf, genug Flüssigkeit zu dir zu nehmen. Trinke vor und nach, aber nicht während der Mahlzeiten. Heißes, abgekochtes Wasser reinigt den Organismus. Trinke morgens auf nüchternen Magen ein großes Glas davon. Verstärken kannst du den Effekt noch, indem du Ingwerscheiben kurz im Wasser mit aufkochst. Ingwer ist eine wahre Wunderknolle, die das Immunsystem entgiftet und stärkt.

* **Ayurveda-Kräuter für ein loderndes Agni**

* Kurkuma

* Kurkuma oder Gelbwurz sorgt für eine gesunde Darmflora. Du kannst es vielseitig verwenden, z. B. in Currys, Getränken oder auch Backwaren wie Kuchen.

* Asafötida

* Asafötida erinnert geschmacklich an Knoblauch. Das wärmende Gewürz kurbelt dein Verdauungsfeuer an und ist ein wunderbarer Helfer bei Magen-Darm-Problemen.

* Zimt

* Zimt schmeckt nicht nur lecker zu allen möglichen Süßspeisen, auch herzhafte Gerichte bekommen durch eine Brise Zimt das gewisse „Ayurveda-Etwas". Zimt regt deine Verdauung und deine Durchblutung an. Eine Wohltat für dein Agni!

* Kreuzkümmel

* Kreuzkümmel ist auch in unserer westlichen Welt für seine verdauungsregulierende Eigenschaft bekannt.

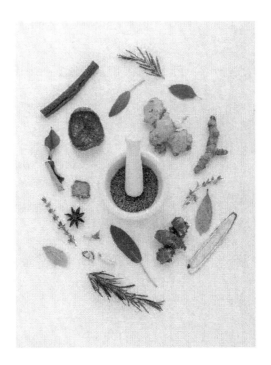

Ayurvedische Kräuter und Gewürze sind echte Wunderwaffen für deinen Organismus. Foto: kerdkanno – Pixabay.com

SCHRITT 2: NEUANFANG STATT KRISE – GESTALTE DEN WANDEL UND DEIN SELBSTBILD NACH DEINEN WÜNSCHEN

„Ich kann keine Kinder mehr bekommen. Jetzt bin ich keine richtige Frau mehr. Nun gehöre ich zum alten Eisen. Es geht ab jetzt mit der Attraktivität nur noch bergab. Für Männer bin ich ab jetzt unsichtbar. Auch die Lust an der Sexualität verliere ich mehr und mehr. Die Wechseljahre sind schrecklich. Alle meine Bekannten leiden darunter. Was soll jetzt noch kommen?"

Nur einige Statements, die ich von Klientinnen und Bekannten so oder so ähnlich schon oft gehört habe. Auch die Medien sind voll von diesen Aussagen. Dabei ist keine davon wahr. Es handelt sich jeweils um subjektive Wertungen und Erlebnisse. Und das ist ein großer Unterschied. Wir alle, jede Frau ist einzigartig!

Natürlich ist es sehr traurig, wenn du noch Kinder wolltest und (womöglich vorzeitig) in die Wechseljahre kommst. Du wirst dir dann diesen Wunsch auf natürlichem Weg nicht mehr erfüllen können. Allerdings gibt es möglicherweise andere Wege, um ein Leben mit Kind zu verwirklichen.

Bedeutet aber Frau sein nicht so viel mehr als Fruchtbarkeit? Gehört jemand zum alten Eisen nur, weil er ein bestimmtes Alter hat? Und ist Attraktivität zwangsläufig mit Jugendlichkeit verbunden?

Viele der negativen Verknüpfungen mit den Wechseljahren entstammen einer Zeit, als Frauen noch einen völlig anderen Status in der Gesellschaft hatten und sich nicht so frei entfalten konnten wie heute. Früher war es die Regel, dass die Kinder flügge wurden, wenn die Mutter um die 50 Jahre alt war. Sie war damit ihrer Aufgabe der letzten Jahrzehnte beraubt - und fiel vielfach in ein emotionales Loch, ganz unabhängig von der hormonellen Umstellung.

Ähnliches gilt auch für die Libido: Früher haben die meisten Menschen mit 50 Jahren bereits in jahrzehntelangen Partnerschaften gelebt, in denen die sexuelle Lust oft natürlicherweise abebbt. Die Hormone müssen dafür keine Ursache sein. Erfüllende Sexualität ist keine Frage des Alters. Ich kenne Frauen, die in und nach den Wechseljahren erst ihre volle Erotik entfalten konnten.

Heute bekommen Frauen immer später Kinder. Auch ich bin mit 40 Jahren relativ spät zum ersten Mal Mutter geworden und fühle mich nun – 12 Jahre später – zwar älter, aber keineswegs alt. Und wenn ich mich in meinem Bekanntenkreis so umschaue, bin ich keineswegs ein Einzelfall: Kleine Kinder scheinen jung zu halten. Frauen, die sich bewusst gegen Kinder entschieden haben, definieren ihre Weiblichkeit in der Regel nicht über ihre Fruchtbarkeit. Um die 40/50 Jahre sind manche auf dem Zenit ihrer beruflichen Laufbahn, andere beginnen nochmal was völlig Neues.

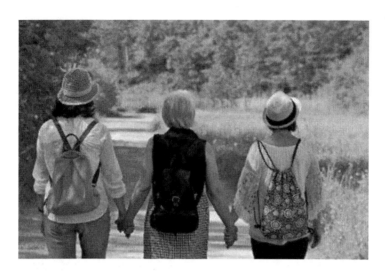

Wir Frauen sind alle Meisterinnen des Wandels: Pubertät, Schwangerschaft, Geburt, Muttersein,

Wechseljahre bieten die Chance, völlig Neues an uns kennenzulernen.

Foto: salviarita – Pixabay.com

Ich empfehle dir, dich von den negativen Wertungen über das weibliche Altern und die Wechseljahre zu befreien. Denn das, was du erwartest wird geschehen und wirkt sich auf jede einzelne deiner Zellen aus. Der Soziologe Robert K. Merton nannte dies eine „selbst erfüllende Prophezeiung". Die Vorstellungen, denen du deine Aufmerksamkeit und Energie schenkst, werden wachsen. Nutzen wir dieses Wissen FÜR uns.

Wir leben in einer Zeit, in der so viele Lebensentwürfe möglich sind wie noch nie und wir uns in quasi jedem Alter noch einmal neu erfinden können. Deine Einstellung zu dir selbst und dem Leben ist das mächtigste Instrument zur Veränderung. Und nur du kannst es spielen. Lege dir ein Gedankenbuch, in dem du deine Ideen, Ziele und Wünsche für dich notierst.

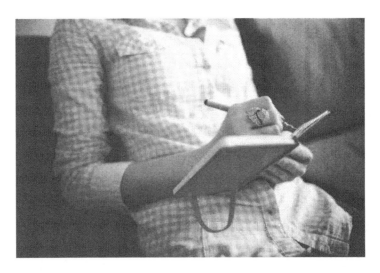

Nur was du änderst, ändert sich.

Foto: *picjumbo_com*

Lass dich bei deinem Gedankentagebuch von folgenden Fragen inspirieren:

Was bedeutet für dich Weiblichkeit?

Was schätzt du an dir als Frau? Welche weiblichen Qualitäten hast du?

Welche Frauen bewunderst du? Es können Bekannte oder Freundinnen, aber auch Frauen aus der Geschichte sein.

Wie möchtest du sein und aussehen? Jetzt? In 10 Jahren? In 20 Jahren? In 30 Jahren?

Was ist dein Geschenk an die Welt und deine Mitmenschen?

Gibt es einen lang gehegten Traum, den du dir verwirklichen möchtest?

Positive Veränderung: Die Macht der Meditation

Es ist erstaunlich – und doch bewiesen: Unsere Gedanken, Stimmungen und vor allem unsere Grundhaltung haben einen immensen Einfluss auf unsere seelische und körperliche Gesundheit. Andauernde negative Gedanken und unangenehme Gefühle machen uns krank. Auf allen drei Ebenen. Körper, Geist und Seele. Unsicherheit, Angst, Zweifel und vieles mehr programmieren unser Gehirn auf Negativität. Ich sage: Geben wir der Negativität keine Chance! Programmieren wir unser Gehirn auf positive Gedanken! Wie du das schaffen kannst? Mit Meditation. Meditation ist ein ganz wundervolles Instrument, um ganz tief in uns selbst einzutauchen und unser Innerstes wieder in seine Balance zu bringen.

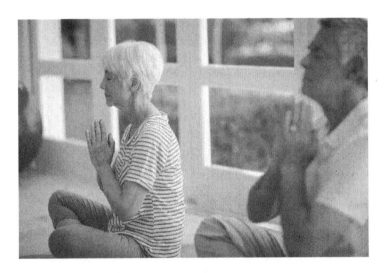

Foto: WavebreakMediaMicro

Was du dafür brauchst? DICH! Und einige Minuten Zeit jeden Tag. Schon zehn Minuten täglich reichen aus, deine Gedanken zu reinigen und deinen Blick auf dich selbst zu richten. Du kannst morgens meditieren, bevor du in den Tag startest oder abends, um den Tag abzuschließen, bevor du zu Bett gehst. Du wirst feststellen: Gute Gedanken geben dir mehr Ausgeglichenheit, lassen vermeintlich Negatives verblassen. Du profitierst von mehr Stärke, neuer Energie und wirst dich insgesamt gesünder fühlen.

ÜBUNG: Meditation zur Nacht

Sorge für eine Wohlfühlatmosphäre. Du kannst zum Beispiel Kerzen oder Räucherstäbchen anzünden und das Licht dimmen. Achte darauf, dass du nicht gestört werden kannst und schalte alle elektronischen Geräte aus! Schreibe zunächst die Gedanken, die dich den Tag über beschäftigt haben und noch immer beschäftigen, in einem Buch auf.

Breite anschließend eine Matte oder Decke auf dem Boden aus. Lege dich auf den Rücken, Beine hüftbreit auseinander. Die Arme sollten neben dem Körper sein und die Handflächen nach oben zeigen.

Schließe jetzt die Augen und atmen einige Male tief durch die Nase ein und aus.

Im Anschluss lässt du deinen Atem frei fließen. Spüre deinen Körper. Stell dir vor, du liegst auf weichem Moos, in das du immer tiefer einsinkst.

Atme mit geschlossenen Augen weiter ein und aus, lass die Gedanken wie Wolken vorbeiziehen.

Fokussiere dich nun für einige Minuten auf ein Wort, zum Beispiel „Ruhe", „Entspannung" oder „Friede". Lass dich nicht von Gedanken ablenken, sondern einfach fallen.

Komm anschließend langsam wieder zurück. Öffne die Augen und bleib noch einige Momente liegen.

Aus Wechseljahren Wunderjahre machen

Mit den Wechseljahren endet die Fruchtbarkeit. Aber es beginnt auch etwas – es kann ein neuer Raum für dich entstehen, in dem du dein ganzes Potential entfaltest.

Im Gegensatz zu früheren Jahren nimmst du dabei vielleicht weniger Rücksicht auf andere, hast ein besseres Standing und fragst dich vielleicht zum ersten Mal in deinem Leben: Was will ich wirklich?

Die Vata-Energie der dritten Lebensphase bringt auch viel Gutes: Kreativität und spirituelles Wachstum bekommen jetzt einen ganz anderen Stellenwert.

Mit einem Ritual willkommen heißen

In vielen anderen Kulturen ist es üblich, Lebensphasen mit Ritualen zu begrüßen. In Indien ist das gesamte Alltagsleben voller kleiner und großer Feierlichkeiten. In den meisten Haushalten und auch im öffentlichen Leben gibt es Altare, mit denen den Gottheiten gehuldigt wird. Am Morgen werden zunächst die Teelichte und Räucherstäbchen entzündet, man schließt einige Minuten die Augen und geht kurz in die Stille. Auch wenn du nicht spirituell bist, können solche Rituale dir sehr viel Kraft geben und dich näher zu dir selbst führen. Ich finde es eine wunderbare Idee, deine Wechsel-Wunderjahre mit einem Ritual willkommen zu heißen, ja, zu feiern.

Wähle einen für dich stimmigen Zeitpunkt – wenn deine Periode unregelmäßiger wird oder wenn du über Monate keine Periode mehr hattest – und feiere ein Fest!

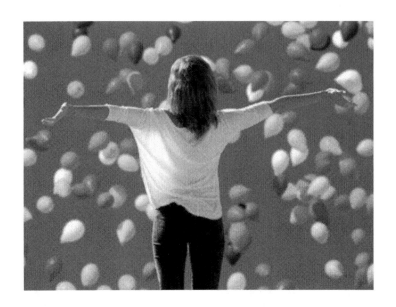

Zelebriere den Eintritt in deine Wechsel-Wunderjahre!

Foto: Alexas_Fotos – Pixabay.com

Lade Frauen ein, die dir nahestehen, esse, singe und tanze mit ihnen. Oder bleibe für dich in Gedanken an deine weiblichen Vorbilder. Mach es dir richtig schön. du kannst dir selbst ein Geschenk machen oder ihr etabliert in deinem weiblichen Freundeskreis gegenseitige Geschenke. Ich bin mir sicher, dass du noch weitere tolle Ideen hast, um deinen neuen, wunderbaren Lebensabschnitt zu begrüßen.

Visualisierungsübung: Stark durch die Wechseljahre

Setze oder lege dich in deine Wunschposition und schließe deine Augen.

Atme einige Male durch die Nase entspannt und gleichmäßig ein und wieder aus.

Stelle dir dich selbst nun vor deinem geistigen Auge in 10, 20 oder 30 Jahren vor, genauso, wie du es dir in deinen Träumen wünscht.

Du siehst dich selbst gesund, glücklich und mit einer tollen Ausstrahlung. Du lächelst und gehst stark durchs Leben.

Genieße den Moment.

Versuche dir, dieses Bild möglichst konkret vorzustellen. Welche Frisur trägst du? Welche Kleidung hast du an? Trägst du eine Brille? Wie ist dein Gesichtsausdruck? Wie fühlst du dich? Alles, was du dir für deine Zukunft wünscht, kannst du in dieses Bild einbauen.

Behalte dieses Bild vor deinem inneren Auge und atme dabei ruhig und gleichmäßig aus und ein.

Atme 3x ein und wieder aus.

Wiederhole nun im Geist folgende Heilungsgedanken und konzentriere dich dabei weiter auf dein Wunschbild:

Ich bin dankbar für das, was ich habe und freue mich auf alles, was kommt.

Alles, was ich mir wünsche, kann ich in diesem Leben erreichen.

Das, worauf ich meine Aufmerksamkeit und Energie richte, wird automatisch wachsen.

Ich entscheide mich für Gesundheit und Glück.

Komme nun langsam zurück ins Hier und Jetzt und öffne die Augen.

Führe diese Visualisierungsübung anfangs am besten mehrmals pro Woche durch. Hole dir dein Wunschbild zudem im Alltag immer wieder vor dein geistiges Auge, z. B. vor dem Einschlafen oder während eines Spaziergangs. Nutze die Macht deiner Sinne! Du kannst ein Wunschbild von dir malen und es mit einer bestimmten Melodie oder einem kurzen, positiven Satz verknüpfen. So verankerst du dein Bild mehr und mehr in deinem Unterbewusstsein.

Die Alternative zur Hormontherapie: Ayurveda

Ayurveda hält für die unterschiedlichen Symptome, die Frauen in den Wechseljahren plagen, passgenaue Lösungen bereit, um Beschwerden schnell und gezielt zu lindern und so das Wohlgefühl zu steigern. Wir müssen dieses Wissen nur nutzen.

In meiner Praxis arbeite ich erfolgreich mit der von mir entwickelten Kaya Veda-Methode. Herzstück dieser Beratungen sind ausgewählte Ayurveda-Kräuter. Gerne möchte ich dir einen Einblick geben, wie wir mit meiner Methode die einzelnen „typischen Wechseljahrsbeschwerden" angehen:

Haarausfall

Haarausfall in den Wechseljahren ist nicht nur ein optisches Problem, er beeinflusst maßgeblich auch die seelische Gesundheit der betroffenen Frauen. Daher ist es wichtig, dieses Symptom ernst zu nehmen und dagegen zu steuern. In Sachen „Haarausfall" setze ich auf einen Dreiklang aus äußerer Reinigung in Form von ayurvedischen Haar- und Kopfhautprodukten, ayurvedischer Entschlackung und Kräftigung des gesamten Organismus von innen mit Hilfe von ayurvedischen Kräutern.

Hitzewallungen

Bei Hitzewallungen unterstützt ein abgestimmter Mix aus Kräutern, die mit der kühlenden Mondenergie verbunden sind, Ihren Körper die überschüssige Hitze auszuleiten. Dies sind beispielsweise Süßholzwurzel, Curcuma und Koriander, die in der indischen Heiltradition seit jeher zur Besänftigung des hitzetreibenden Pitta-Doshas eingesetzt werden.

Schlafstörungen

Schlafstörungen bekommen Sie mit einer Kombination von geist- und seelereinigenden Maßnahmen wie Meditation oder Visualisierungsübungen und stärkenden Ayurveda-Kräutern wunderbar in den Griff. Ein echter Geheimtipp zur Unterstützung der mentalen Ebene und somit Erlangung von mehr innerer Ruhe ist Brahmi.

Gewichtsprobleme

Viele Frauen leiden in den Wechseljahren unter starker Gewichtszunahme. Auch hier unterstützen wir sie mit der Kaya Veda-Methode. Neben Kräutern, die die natürliche Verdauung unterstützen, und dadurch die Nährstoffaufnahme und -verwertung optimieren, erstellen wir den Betroffenen einen individuellen, auf ihren Dosha-Typ abgestimmten und vor allem alltagstauglichen und leicht umsetzbaren Ernährungsplan.

SCHRITT 3: BEFREIE DICH VON ALTLASTEN UND ENTFALTE DEINE VOLLE WEIBLICHKEIT

Ayurveda sieht die regelmäßige Entschlackung und Reinigung auf körperlicher, geistiger und seelischer Ebene als Grundlage der Gesundheit an. Selbst, wenn du sehr achtsam lebst, sammeln sich in deinem Organismus im Lauf der Zeit Giftstoffe und Ballast an. Schadstoffen, die wir über die Umwelt aufnehmen, Stress in der Arbeit und medialer Überflutung sind wir quasi alle ausgesetzt. Empfehlenswert ist es deshalb, wenn du deinem Organismus jeweils einmal im Herbst und einmal im Frühjahr 10 Tage Zeit gibst, sich zu reinigen. Du musst dafür keinen Urlaub nehmen, solltest aber keine Stress-Hochphase wählen. Eine Belastung deines Organismus mit Schadstoffen kann sich in unterschiedlichsten Symptomen wie chronischer Erschöpfung, Schlafstörungen, Stimmungstiefs und Haar-/Hautproblemen zeigen. Insbesondere in der Zeit der hormonellen Umstellung sind diese Reinigungsrituale enorm wichtig für dein Wohlbefinden.

Wie eingangs schon erwähnt, sind aus ayurvedischer Sicht weniger die Hormone, sondern der Wegfall der Periode als monatlicher Reinigungszyklus für Wechseljahrsbeschwerden verantwortlich. Jeden Monat baut unser Organismus Gebärmutterschleimhaut auf und stößt das Gewebe, wenn das

Ei nicht befruchtet wird, mit der Blutung ab. In den ersten Phasen der Wechseljahre wird die Schleimhaut zwar noch aufgebaut, aber der Abbau wird unregelmäßiger. Körpersäfte und Gewebe stauen sich. Ayurveda spricht hier von der Ansammlung von Schlacken „Ama". Du solltest deinen Organismus also insbesondere in dieser Zeit des Wandels dabei unterstützen, Altes loszuwerden. Ayurveda hält eine ganze Reihe von Möglichkeiten bereit, wie du deinen Organismus entschlacken kannst. Vielleicht kennst du ja sogar schon die ein oder andere Empfehlung. Eine weniger bekannte Übung für einen oft vergessenen „Raum" in uns ist die Lungenreinigung. Mit der ayurvedischen Lungenreinigung reinigst du deine Atemwege und versorgst deinen Körper mit einem Extraschub Sauerstoff und Energie. Gerade in Stresssituationen wird unsere Atmung oft oberflächlich. Die Feueratmung (Kapalabhati) bringst du deinen Atem tief in den Bauraum und massierst die dortigen Organe. Führe die Übung idealerweise morgens durch. So nutzt du die gewonnene Energie optimal für den anstehenden Tag!

ÜBUNG: LUNGENREINIGUNG

Setzte dich im Schneidersitz bequem auf ein Kissen, eine Decke oder Matte. Deine Wirbelsäule ist dabei aufgerichtet, dein Kopf gerade. Dein Kinn ist leicht zum Brustkorb geneigt und deine Hände liegen locker auf den Knien.

Schließe deine Augen und atme einige Male tief durch die Nase ein und wieder aus. Achte darauf, dass du tief in den Bauch atmest. Spüre, wie sich deine Bauchdecke hebt und senkt.

Atme anschließend noch einmal tief ein und konzentriere dich ab jetzt etwa 20 Atemzüge lang nur noch auf das stoßartige Ausatmen. Dein Bauch schnellt dabei zurück.

Im Anschluss atmest du noch ein-, zweimal normal ein und aus.

Halte nun nach dem Einatmen die Luft für etwa 20 Sekunden an. Richte deine Konzentration dabei auf den Punkt zwischen den Augenbrauen und visualisiere deine Wirbelsäule als Lichtkanal.

Atme noch einige Male entspannt ein und aus.

Wiederhole die Abfolge noch ein bis zweimal.

Spüre einige Momente nach.

Eine Reinigung sollte also stets ganzheitlich sein. Es ist für unser ganzes „System" immer, gerade aber in besonders herausfordernden Phasen, wichtig, auch auf geistiger und seelischer Ebene Ordnung zu schaffen. Hierfür sind Techniken wie das Gedankentagebuch und Meditation – beide hast du bereits kennengelernt, aber auch gezielte Übungen zur Reinigung der Seele (s. weiter unten) bestens geeignet.

Ich möchte dir gerne Methoden zur ganzheitlichen täglichen Entschlackung vorstellen, die ich selbst in meine tägliche Routine einbaue. Wenn du diese auch zu deinem Alltagsritual machst, machst du schonmal einen riesigen Schritt, um Altlasten loszuwerden und neue Belastungen zu vermeiden. So kannst du ursprüngliche Lebenskraft und volle Weiblichkeit entfalten. An dieser Stelle möchte ich dir gerne auch mein Buch „Ayurveda Detox" ans Herz legen. In diesem Ratgeber leite ich dich Schritt für Schritt durch deine persönliche ganzheitliche Entschlackung.

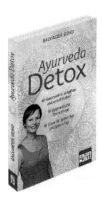

Buch-Tipp zur ganzheitlichen Reinigung:
AYURVEDA DETOX von Balvinder Sidhu. Foto: © Mankau-Verlag

Tägliche Reinigungsroutine

Morgendlicher Start:

➢ Gönne dir vor dem Aufstehen noch einige Momente der Ruhe. Beginne den Tag ganz bewusst!

➢ Trinke nach dem Aufstehen zuerst ein großes Glas warmes Wasser. So aktivierst du direkt deinen Stoffwechsel und hilfst deinem Körper Giftstoffe und Schlacken auszuleiten.

➢ Gönne auch deinem Mundraum eine Extraportion Reinigung mit einer Öl-Mundspülung! Das sogenannte „Ölziehen" reinigt gezielt die Schleimhäute in deinem Mund, stärkt dein Zahnfleisch und gibt dir ein frisches Gefühl. Sesamöl eignet sich wunderbar für die Mundspülung.

➢ Starte deine tägliche Körperpflege mit einer Trockenmassage mit einem Rohseidenhandschuh. Massiere dazu deinen gesamten Körper in kreisförmigen Bewegungen. So regst du deinen Stoffwechsel an und befreist deine Haut gleichzeitig von abgestorbenen Hautschüppchen.

➢ Dusche dich anschließend mit warmem Wasser. Trockne dich danach nur leicht ab!

➢ Massiere deinen gesamten Körper nach dem Duschen mit einem ayurvedischen Körperöl. Die ayurvedischen Kräuter, die das Öl enthält, pflegen deinen Körper und unterstützen ihn gleichzeitig dabei, Schlacken über die Haut auszuleiten.

➢ Nach deiner Körperpflege empfehle ich dir eine kurze Meditation. Hole dir all die Dinge vor dein inneres Auge, für die du dankbar bist und fühle diese ganz bewusst nach. Wenn wir den Tag mit positiven

Gedanken starten, haben Unzufriedenheit und schlechte Laune erst gar keine Chance!

> Unser Körper kann warme Mahlzeiten besser verwerten als kalte. Ich empfehle dir, morgens einen warmen Frühstücksbrei, z. B. den EVERY DAY AYURVEDA MORGENMIX. Er enthält wundervolle ayurvedische und heimische Früchte und Samen, die dein Agni dabei unterstützen, die Aufgaben des Tages optimal zu meistern. Müsli einfach mit heißem Wasser aufgießen, nach Belieben mit deinen Lieblingsfrüchten garnieren und genießen.

Reiniger für zwischendurch

> Ingwerwasser ist DIE ayurvedische Detox-Geheimwaffe! Ingwer reguliert die Verdauungsprozesse, pusht unser Immunsystem und schmeckt dabei noch richtig klasse. Trinke über den Tag verteilt mindestens eine Kanne voll warmem Ingwerwasser.

> Achte noch bewusster auf deine Ernährung. Keine Sorge, du musst nun nicht deinen kompletten Speiseplan in Frage stellen. Einige kleine Updates bewirken Wunder! Mit ausgesuchten Gewürzen kannst du unglaublich viel bewirken. Kurkuma oder Zimt beispielsweise peppen jedes Gericht auf und kurbeln gleichzeitig die natürlichen Reinigungsprozesse deines Organismus an.

> Baue in deinen Alltag kleine Auszeiten ein. Gehe in deiner Mittagspause allein spazieren, lass dabei deine Gedanken fließen, anstatt die Pause mit deinen Kollegen zu verbringen oder „noch schnell ein paar Dinge zu erledigen". Du wirst erstaunt sein, wieviel entspannter und energievoller du in die zweite Hälfte deines Arbeitsalltags startest

Abendroutine

> Schreibe jeden Abend in dein Gedankentagebuch! Das hilft dir, mit den Themen des Tages bewusst abzuschließen und entspannter zu schlafen.

Gerade in Umbruchphasen, wie sie auch die Wechseljahre sind, ist eine „leichte" Seele wichtig und ungemein segensreich. Wenn unsere Seele frei von Belastungen ist, können wir alles, „was da kommt", mit voller Energie anpacken. Es ist wichtig, auch negative Gefühle zu spüren und sie uns bewusst zu machen, denn nur so können wir sie auch wieder gehenlassen. Ein Schlüssel dazu ist es, sie nicht zu bewerten. Kein Gefühl ist an sich gut oder schlecht, es „ist" einfach. Folgende Übung führen wir im Ayurveda speziell zur Reinigung der Seele durch:

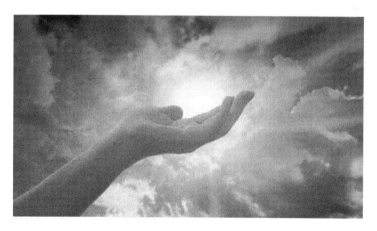

Unterstütze deinen Körper, deinen Geist und deine Seele mit Reinigungsritualen.

Foto: geralt – Pixabay.com

ÜBUNG: REINIGUNG DER SEELE

Sorge dafür, dass du an einem Ort bist, an dem dich niemand stört.

Schließe nun deine Augen. Fühle ein Gefühl aus, das die aktuell häufig belastet, z. B. Zorn auf die sich verändernde Situation.

Stelle dir nun eine ganz konkrete Situation vor, in der du dieses Gefühl empfindest, z. B. wenn du zornig bis, weil dein Partner dich in deinem momentanen Umbruch zu wenig unterstützt. Und dann lässt du den Zorn raus! Wenn es dir hilft, dann schimpfe, schreie, tobe laut – so lange, bis du das Gefühl hast, du hast deinem Zorn „Luft gemacht!

Bitte bewerte dein Handeln nicht, sondern atme nun einfach tief ein und aus. Konzentriere dich nur auf deine Atmung, solange bis du nur noch an das Atmen denkst.

Jetzt kommt ein sehr wichtiger Schritt. Sage zur dir selbst laut und einige Male: „Es ist in Ordnung, dass ich zornig bin. Ich darf schimpfen, das ist in Ordnung. Ich darf toben, das ist in Ordnung." Und dann, falls du zum Beispiel auf deinen Partner zornig warst, sagst du laut: „Mein Partner darf so sein, das ist in Ordnung so."

Vergiss nicht: Du kannst nur deine eigenen Gedanken positiv beeinflussen, nicht die der anderen!

Abschließend zur Reinigung möchte ich dir noch ein Rezept mit auf den Weg geben. Mungbohnen sind im Ayurveda das Herzstück des Detox-Speiseplans. Sie helfen dem Körper, Gifte zu lösen und heizen das Verdauungsfeuer an, ohne dabei zu blähen. Als Suppe sind sich leicht zuzubereiten und lecker. Probiere es aus! Du bekommst alle Zutaten zum Beispiel in indischen und asiatischen Läden oder im Bioladen.

Rezept: Detox-Suppe

Das brauchst du:

1-2 EL Ghee oder Sesamöl, 1 TL schwarzer Pfeffer, 1 TL Kurkuma, ½ TL Kreuzkümmel, ½ TL Koriander, 2 Prisen Asafötida, 2 Lorbeerblätter, 100 g grüne Mungbohnen, etwas frischer Ingwer, 1 Zwiebel, 2-3 Knoblauchzehen, Salz

Zubereitung:

Mungbohnen waschen und über Nacht einweichen. Ghee (oder Sesamöl) in einem Topf erhitzen. Gewürze außer Salz dazugeben. Bohnen mit Ingwer und heißem Wasser dazugeben. Mengenverhältnis Bohnen : Wasser = 1:4. Alles 30 bis 40 Minuten köcheln lassen. Eventuell etwas Wasser dazugeben. Die Suppe ist fertig, wenn die Bohnen weich und aufgebrochen sind und die Suppe eine dunkle Farbe hat. Während die Suppe köchelt etwas Ghee in einer Pfanne erhitzen. Gehackte Zwiebeln und Knoblauch dazugeben und goldbraun sautieren. Zwiebeln und Knoblauch in die fertigen Bohnen geben und weitere fünf Minuten köcheln lassen. Mit frischen Korianderblättern und Ghee servieren.

SCHRITT 4: AYURVEDA ALS JUNGBRUNNEN – AYURVEDISCHE ANTI-AGING-TIPPS

Das Alter und damit auch Menschen, die ein gewisses Lebensalter erreicht haben, werden in der westlichen Welt kaum wertgeschätzt. Die Medien geben ein Idealmaß von jugendlicher Schönheit vor, dem sich allzu viele unterwerfen. Schönheits-OPs, Diätenwahn und die Absätze der Kosmetikindustrie sprechen eine deutliche Sprache.

Der Umgang mit Älteren und auch die Definition von Jungbleiben und Schönheit, die ich in Indien erlebe, sind dagegen völlig anders. Älteren wird mit größtem Respekt und Wertschätzung begegnet. Ihr Rat wird aufgrund ihres Erfahrungsschatzes gern gehört und angenommen. Natürliche Schönheit und strahlende Lebenskraft bis ins hohe Alter sind das Ergebnis eines lebenslangen Prozesses. Das Geheimnis ist eine Ausrichtung, die sich nicht an oberflächlichen Reizen der Außenwelt abarbeitet, sondern schon Kinder lehrt, dass Glück und Zufriedenheit in ihrem Inneren zu Hause sind. Der Körper ist in dieser ayurvedischen Sicht das Gefäß, der Tempel, in dem Geist und Seele zu Hause sind. Er wird mit guten, nährenden Speisen versorgt, regelmäßig gereinigt und gekräftigt, damit er diese Aufgabe erfüllen kann.

Vorbeugen ist besser als heilen ist ein ayurvedisches Grundprinzip – und so ist Anti-Aging wie es Ayurveda empfiehlt eine Mischung aus typgerechter Ernährung, im Bedarfsfall pflanzlichen Nahrungsergänzungsmitteln, Bewegung, Entspannung, einer Kräftigung des Geistes und seelischer Ausgeglichenheit. Auch die hormonelle Seite des Alterungsprozesses wird in diesem ganzheitlichen Gesundheitskonzept berücksichtigt. Allerdings werden keine Hormone von außen zugeführt, sondern der Organismus wird durch ayurvedische Kräuter und spezielle Methoden in die Lage versetzt, ein etwaiges hormonelles Ungleichgewicht so auszugleichen, dass es für ihn stimmig ist.

Übung Loslassen: Die Sufi-Kreise.

Diese Übung lockert deine Rückenmuskeln und deine Wirbelsäule. Dadurch wirkst sie auf sanfte Weise auf dein Gehirn und hilft dir, die Themen des Tages loszulassen.

Setze dich bequem in den Schneidersitz. Lege deine Hände auf deine Knie.

Kreise deinen Körper in weiten Kreisen und atme beim nach vorne Kreisen ein. Beim nach hinten Kreisen atmest du aus.

Kreise einige Male und ändere dann die Richtung.

Auch, wenn du dein Leben bislang völlig anders gestaltet hast, ist es niemals zu spät, von diesem Erfahrungsschatz, der sich über Jahrtausende entwickelt hat, zu profitieren. Du wirst erstaunt sein, wie du schon mit ganz kleinen

Maßnahmen riesige Effekte erzielen kannst. Aus dieser gigantischen ayurvedischen Schatzkiste stelle ich dir nun noch einige wichtige Elemente vor, die du ganz einfach für dich nutzen kannst.

Rasayanas – Verjüngungsmittel

Verjüngung wird in Ayurveda mit dem Begriff „Rasayana" beschrieben. Er bedeutet einerseits die Versorgung unseres Gewebes mit den essentiellen Nährstoffen – und hier sind wie stets im Ayurveda auch die feinstofflichen Strukturen gemeint. Also der Mentalkörper, Geist und Seele. Dies ist wie oben beschrieben ein lebenslanger Prozess, der auf den verschiedenen ayurvedischen Säulen ruht. „Rasayana" meint zudem auch die Verjüngungsmittel, die Ayurveda kennt, um die Lebenssäfte anzuregen. Diese werden wie etwa Ghee im Alltag integriert oder gezielt bei vorzeitiger Alterung und Wechseljahresbeschwerden eingesetzt.

Eine der wichtigsten Heilpflanzen, um Frauen im Alterungsprozess zu unterstützen, ist die Frucht der indischen Stachelbeere **Amla**. Sie gilt als zellregenerierend, geweberverjüngend und stärkt das Immunsystem. Insbesondere bei Hitzewallungen in den Wechseljahren wirkt sie kühlend und ausgleichend.

Ashwaganda, die Winterkirsche, reduziert Vata und Kapha. Bei Schlafstörungen, Unruhe und Schwäche ist sie eine gute Unterstützung. Die wichtigste Heilpflanze für die mentale Ausgeglichenheit ist **Brahmi**. Das indische Wassernabelkraut ist eine wunderbare Hilfe bei Stress, Konzentrationsstörungen und depressiven Verstimmungen. Diese Heilpflanzen erhältst du ganz praktisch als Kapseln oder Pulver (https://www.kaya-veda.de/index.php/online-shop.html). Du solltest dabei unbedingt auf gute Qualität achten. Darüber hinaus gibt es noch viele weitere pflanzliche ayurvedische Heilmittel. Wenn du tiefer in die Materie einsteigen willst, empfehle ich dir, einen erfahrenen Ayurveda-Therapeuten aufzusuchen.

Das wichtigste Rasayana ist **Ghee**. Das ayurvedische Butterschmalz gilt als wahres Wundermittel, das entzündungshemmend, entgiftend, den Hormonhaushalt harmonisierend, verjüngend, befeuchtend und verdauungsfördernd wirkt. Kein ayurvedisches Rezept kommt ohne die von Wasser geklärte Butter aus. Genau wie Butter hat es viele Vitamine und Mineralstoffe, ist aber länger haltbar als Butter. In Ghee angedünstet entfalten die ayurvedischen Gewürze – einige hast du ja bereits kennengelernt – ihre volle Heilkraft. Ghee ist die ideale Trägersubstanz für Kräuter und Pflanzen. Es kann auch äußerlich in Cremes oder Masken angewendet werden.

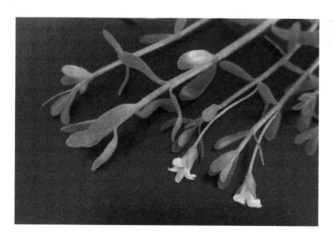

Brahmi ist das wichtigste Ayurveda-Kraut für mentale Balance und Stabilität.
Foto: punnamjai – Pixabay.com

Rezept: So stellst du Ghee selbst her

Das brauchst du für 400 g Ghee

500 g ungesalzene Butter, 2 große Töpfe,
Schaumkelle, Sieb, sauberes Küchentuch,
verschließbare Gläser (z. B. Marmeladengläser) zum
Aufbewahren des fertigen Ghee.

So geht's:

Gib die Butter in den Topf und lasse sie darin bei
mittlerer Temperatur schmelzen. Achte darauf, dass
die Butter nicht kocht, nur leise vor sich hinköchelt,
da sie sonst anbrennt! An der Oberfläche der Butter
wird sich nach einiger Zeit ein weißer Schaum bilden.
Schöpfe diesen immer wieder mit der Schaumkelle
ab. Dieser Schaum wird nachher entsorgt. Achte
beim Abschöpfen darauf, die Butter nicht zu rühren.

Sobald die flüssige Butter klar wird und du auf den
Boden des Topfes schauen kannst, ist dein Ghee fast
fertig. Der Vorgang dauert ca. 30 – 40 Minuten. Am
Boden des Topfes hat sich nun ein Satz gebildet.
Gieße die geklärte Butter nun durch das mit einem
Tuch ausgelegte Sieb. Anschließend füllst du das
Ghee in die vorbereiteten Gläser und verschließt
diese gut. Ungekühlt kannst du das Ghee ca. drei
Monate, im Kühlschrank bis zu 12 Monate
aufbewahren.

Bewegung und Entspannung - Yoga

Bewegung und Entspannung sind zwei wichtige Elemente auf dem ayurvedischem Weg zu natürlicher Schönheit bis ins hohe Alter. Mit Yoga kannst du beides perfekt verbinden. Die Übungen halten dich nicht nur deinen Körper flexibel und geschmeidig, sondern weiten auch Geist und Seele. Es gibt auch spezielle Yoga-Übungen, mit denen du deine Hormonproduktion über das Drüsensystem sanft anregen kannst. Hormonyoga erfreut sich auch hierzulande immer größerer Beliebtheit.

Jede Frau ist eine Göttin

„Jede Frau ist eine Göttin", hat Yogi Bhajan gesagt, der das Kundalini-Yoga im Westen bekannt gemacht hat. Bei dieser Form des Yogas geht es darum, die Lebensenergie Prana – Sinnbild ist eine zusammengerollte Schlange am unteren Ende der Wirbelsäule – zu wecken. Auch die weibliche Urkraft Shakti sitzt hier und kann neu entfacht werden. Eine einfache Übung zur Stimulation deines Prana, die Feueratmung (Kapalabhati) hast du weiter vorn im Buch bereits kennengelernt. An dieser Stelle möchte ich dir noch eine weitere Übung vorstellen, die du ganz wunderbar integrieren kannst.

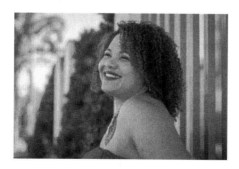

Sei eine Göttin! Mit Yoga entfachst du deine weibliche Urkraft

Übung: Lade deine Energie auf

Setze oder lege dich bequem hin.

Atme nun drei bis vier Sekunden bewusst ein.

Anschließend atmest du über den Bauch aus und schickst dabei Licht und Wärme in Richtung Bauch.

Wiederhole die Übung 5 bis 10 Mal.

Du kannst diese Übung jederzeit und an (fast) jedem Ort durchführen.

Offen für neue Wege bleiben

Ich habe sehr häufig erlebt, dass der Alterungsprozess in der Regel auf der geistigen Ebene beginnt. Über die Jahre und Jahrzehnte hat sich auf der mentalen Ebene oft viel Unverdautes angestaut, das uns belastet und beschwert. Vergesslichkeit, Konzentrationsstörungen und Schlaflosigkeit sind ein Hinweis darauf, dass Geist und Seele überlastet sind. Als Folge davon halten viele Menschen an eingeschliffenen Routinen fest, machen das, was sie schon immer gemacht haben, weil sie einfach keine Kraft für Neues haben. So gehen Offenheit, Neugierde und Wachheit Stück für Stück verloren.

Versuche, es anders zu machen! Baue in jeden Tag Ruheinseln ein. Insbesondere Abendrituale sind wichtig, um die Eindrücke des Tages zu verarbeiten. Das wirkungsvolle Instrument Meditation hast du bereits kennengelernt. Probiere zudem immer wieder Neues aus. Kreativität ist ein Stresskiller. Die Vata-Energie der 3. Lebensphase unterstützt dich dabei, deine kreative Ader (wieder) zu entdecken. Ob malen, musizieren, basteln, fotografieren, tanzen...nimm dir Zeit für etwas, das dein Herz zum Klingen bringen. Der wichtigste Jungbrunnen von Allem ist: FREUDE!

Zum Abschluss möchte ich dir noch zwei Übungen ans Herz legen, die dich auf deinem Ayurveda-Weg durch die Wechseljahre ganz wunderbar unterstützen.

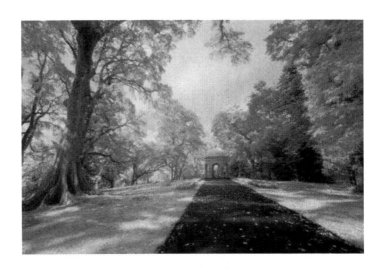

Viel Freude auf deinem Ayurveda-Weg! Foto: Wirestock – AdobeStock.com

Übung: Kreativität fördern

Mache heute einige Dinge anders, als du sie gewöhnlich machst.

Starte gleich nach dem Aufstehen. Verzichte ganz bewusst auf den Blick auf dein Smartphone. Lass die Nachrichten darauf Nachrichten sein, mindestens bis du das Haus zur Arbeit verlässt. Genieße bewusst diese digitale Pause. Vielleicht hast du sogar Lust, deine Smartphone-Auszeit noch länger auszuweiten.

Sorge für Abwechslung auf deinem Arbeitsweg und nimm heute einen anderen Weg, als du gewöhnlich nimmst.

Gestalte deine Mittagspause heute anders als sonst. Verbringst du die Pause sonst in der Kantine? Dann gehe heute nach draußen und mach einen Spaziergang. Beobachte dabei die Bäume: Haben sie noch oder schon wieder Blätter? Wie sind ihre Farben?

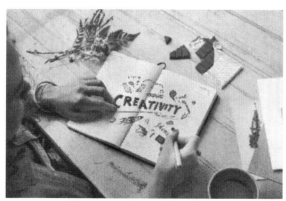

Foto: rawpixel – AdobeStock.com

Übung zum Abend

Pflege deinen Körper heute besonders achtsam und intensiv. Nehme ein warmes Bad und erlebe bewusst, wie der Schmutz des Tages, alle Probleme, alles was du nicht brauchst. von dir wegfließt.

Lege dich anschließend in deinem Bett auf den Rücken und schließe die Augen. Nimm wahr, wie entspannt dein Körper ist. Lasse deinen Atem frei fließen. Stell dir vor, du liegst auf einem weichen Moosfeld und sinkst immer tiefer ein. Stelle dir vor, dass du langsam aufstehst und dich umblickst.

Du stehst barfuß auf eine Waldlichtung. Am Rand der Lichtung siehst du einen wunderschönen Wasserfall. Das Wasser glitzert wie tausend Kristalle. Du gehst langsam auf den Wasserfall zu, legst deine Kleider ab und stellst dich darunter. Das Wasser ist warm und fühlt sich weich und sanft auf deiner Haut an. Es wäscht alles von dir ab, was du abgeben möchtest. Du fühlst dich wunderbar. Du fühlst dich rein, leicht, warm und geborgen. Genieße diesen Augenblick! Er ist perfekt.

Kehre anschließend zu deinem Platz auf der Lichtung zurück und lege dich wieder ins Moos. Atme einige Male entspannt ein und aus. Kehre dann in die Gegenwart zurück.

Du kannst diesen wunderbaren Wasserfall besuchen, wann immer du möchtest.

WAS ICH DIR ZUM SCHLUSS ANS HERZ LEGEN MÖCHTE: STARTE DEINE WUNDERJAHRE JETZT!

Alles, was du brauchst, um deine Wechseljahre zu Wunderjahren zu machen, ist bereits da – in dir. Werde jetzt aktiv und starte noch heute deinen wundervollen Weg in die dritte Lebensphase!

Mein Herzenswunsch ist es seit jeher, die immense Kraft, die in der ayurvedischen Heillehre steckt, auch für die Menschen hier in unserer westlichen Welt mit ihren speziellen Bedürfnissen nutzbar zu machen. Diesem Herzenswunsch komme ich mit diesem Buch einmal mehr nach. Versuche, die Methoden, Übungen, Tipps und Impulse, die du kennengelernt hast, wirklich zu verinnerlichen und sie in deinen Alltag zu intergieren. Das Wichtigste ist: Gehe liebevoll und achtsam mit dir um – jeden Tag!

Und vergiss nicht: Jede Frau ist eine Göttin!

Wenn du tiefer in die wunderbare Ayurveda-Heiltradition einsteigen willst und das Gefühl hast, dass du noch mehr für dich tun willst, kannst du sehr gerne einen persönlichen Termin bei mir oder einem anderen erfahrenen Ayurveda-Therapeuten ausmachen.

Mittels verschiedener Diagnosetechniken wie der Pulsdiagnose können wir dann feststellen, wie genau wir deinen Organismus optimal in dieser herausfordernden Zeit unterstützen. Die Maßnahmen wie Entschlackung, Ernährungsplan, Kräuter und Tinkturen werden dann ganz individuell auf dich abgestimmt.

Ich wünsche dir, dass du voller Leichtigkeit, Freude und Vertrauen dein Leben gestalten kannst.

Namaste und alles Liebe

Deine Balvinder Sidhu

ÜBER DIE AUTORIN

Ayurveda-Expertin Balvinder Sidhu ist im Norden Indiens geboren: Mit der ayurvedischen Heilkunde ist ihre Familie schon seit Generationen verwurzelt. Seit ihrem zwölften Lebensjahr lebt Balvinder Sidhu in Deutschland. Die Gesundheitsberaterin betrachtet es als ihre Berufung, das jahrtausendealte, ganzheitliche Wissen der hinduistischen Gelehrten mit den Bedürfnissen der westlichen Gesellschaft zu verbinden. Seit über 30 Jahren leitet sie das Institut Kaya Veda® in Augsburg in der Nähe von München. Balvinder Sidhu und ihr Team sind spezialisiert auf ganzheitliche, ayurvedische Methoden in den Bereichen Haarausfall, Hautprobleme, Ayurveda Detox, typgerechte Ernährung und Gewichtsreduktion, Schlafstörungen, Burnout-Prävention, Wechseljahre und Anti-Aging.

VON BALVINDER SIDHU BISHER ERSCHIENEN:

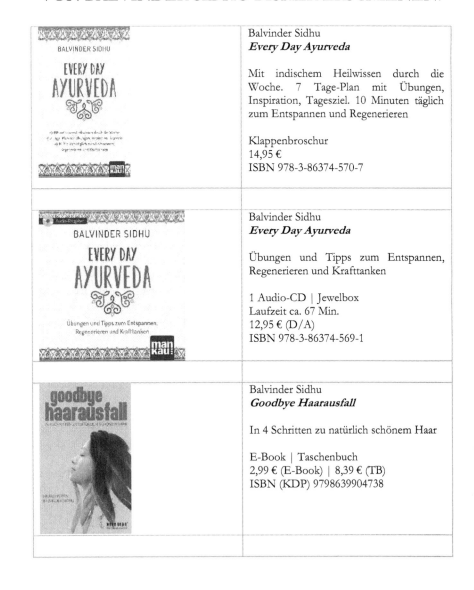

Balvinder Sidhu
Every Day Ayurveda

Mit indischem Heilwissen durch die Woche. 7 Tage-Plan mit Übungen, Inspiration, Tagesziel. 10 Minuten täglich zum Entspannen und Regenerieren

Klappenbroschur
14,95 €
ISBN 978-3-86374-570-7

Balvinder Sidhu
Every Day Ayurveda

Übungen und Tipps zum Entspannen, Regenerieren und Krafttanken

1 Audio-CD | Jewelbox
Laufzeit ca. 67 Min.
12,95 € (D/A)
ISBN 978-3-86374-569-1

Balvinder Sidhu
Goodbye Haarausfall

In 4 Schritten zu natürlich schönem Haar

E-Book | Taschenbuch
2,99 € (E-Book) | 8,39 € (TB)
ISBN (KDP) 9798639904738

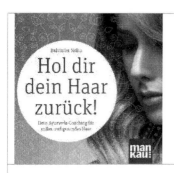

Balvinder Sidhu
Hol dir dein Haar zurück!

Ayurvedisches Audio-Haarcoaching mit bewährten Gesundheits- und Pflegetipps, Visualisierungs- und Meditationsübungen

1 Audio-CD | Jewelbox
Laufzeit ca. 50 – 60 Min.
12,95 € (D/A)
ISBN 978-3-86374-554-7

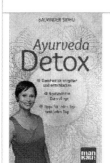

Balvinder Sidhu
Ayurveda Detox

Ganzheitlich entgiften und entschlacken – Ayurvedische Darmpflege – Tipps für jeden Typ und jeden Tag

158 Seiten | Klappenbroschur
12,95 € (D) | 13,40 € (A)
ISBN 978-3-86374-499-1

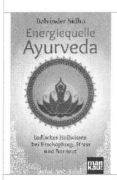

Balvinder Sidhu
Energiequelle Ayurveda

Werden Sie zum Gestalter Ihrer Lebensqualität und Gesundheit:
Indisches Heilwissen bei Erschöpfung, Stress und Burnout

180 Seiten | Taschenbuch
9,95 € (D) | 10,30 € (A)
ISBN 978-3-86374-205-8

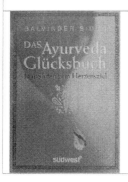

Balvinder Sidhu
Das Ayurveda Glücksbuch

In sechs Stufen vom Blick in die Vergangenheit über den Status Quo bis hin zur Umsetzung Ihrer Lebensziele.

170 Seiten | Hardcover
16,99 € (D/A)
ISBN 978-3-517-08736-8

Printed in Great Britain
by Amazon

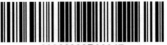

20930863R00047